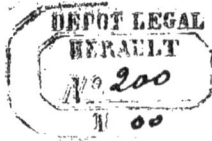

Docteur J. FABRE

CONTRIBUTION A L'ÉTUDE

DU TRAITEMENT

DES

FRACTURES DE LA ROTULE

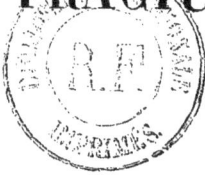

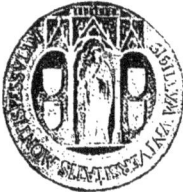

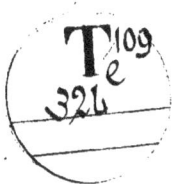

IMPRIMERIE CENTRALE DU MIDI (HAMELIN FRÈRES)
MONTPELLIER.

CONTRIBUTION A L'ÉTUDE

DU TRAITEMENT

DES

FRACTURES DE LA ROTULE

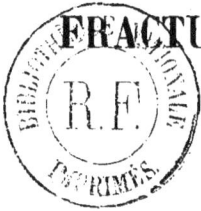

CONTRIBUTION A L'ÉTUDE

DU TRAITEMENT

DES

FRACTURES DE LA ROTULE

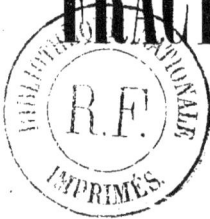

PAR

Le Docteur Joseph FABRE

Ancien aide de physiologie (Concours de 1899)
Ex-interne à l'hôpital civil de Perpignan.

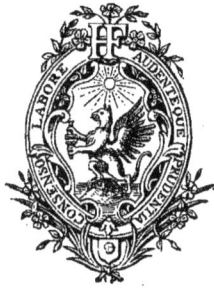

MONTPELLIER
IMPRIMERIE CENTRALE DU MIDI
(HAMELIN FRÈRES)
—
1900

MEIS ET AMICIS

J. FABRE.

A M. EDMOND THIAUDIÈRE

A MON PRÉSIDENT DE THÈSE

MONSIEUR LE PROFESSEUR TÉDENAT

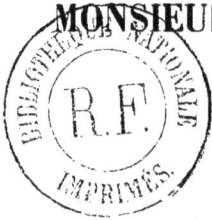

J. FABRE.

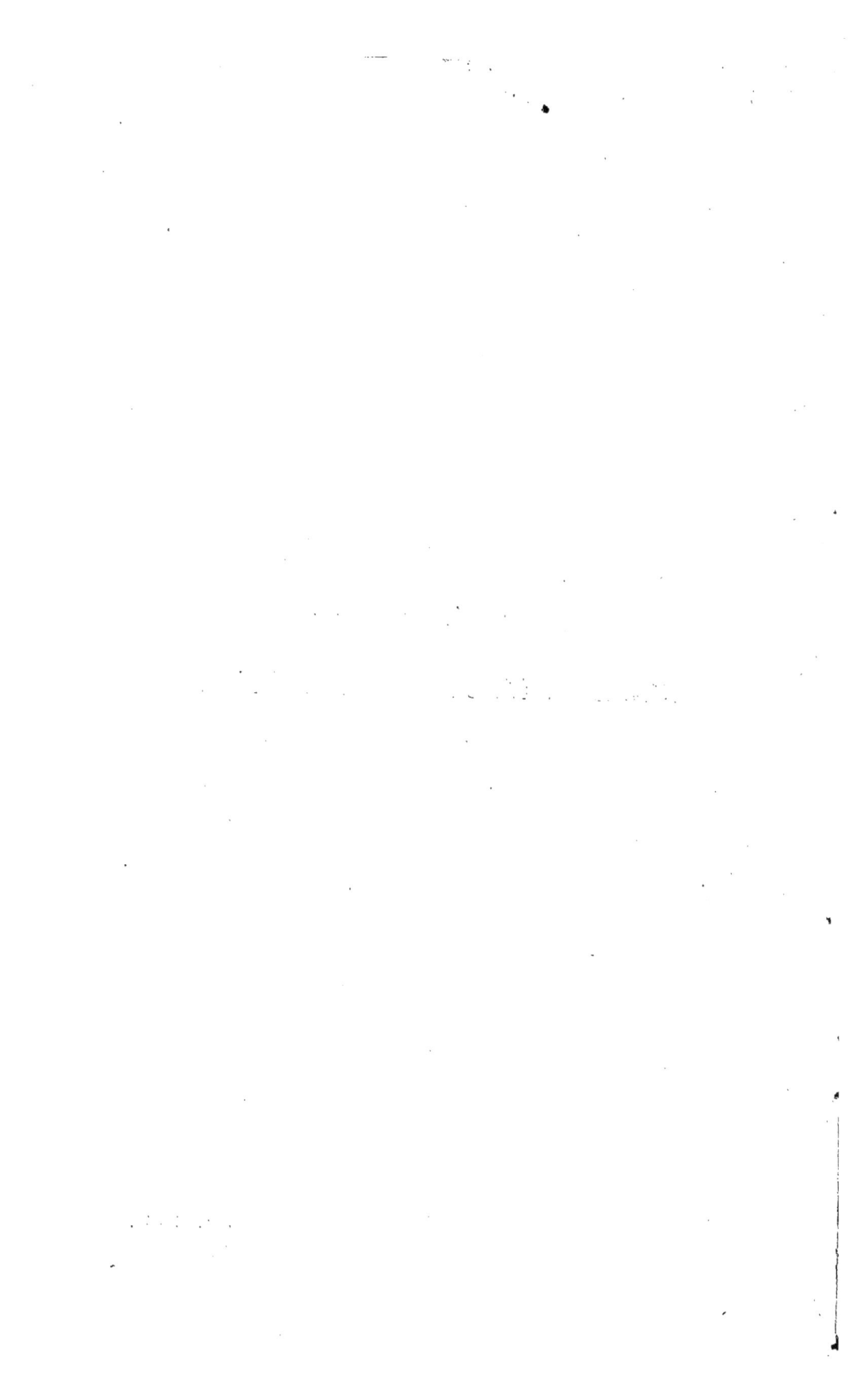

Notre intention n'est pas de faire la revue critique, ni l'historique complet des différents moyens curatifs employés dans les fractures de la rotule.

Nous avons simplement voulu grouper dans un coup d'œil d'ensemble les diverses modifications, signaler les étapes successives par lesquelles a passé la thérapeutique de ces fractures pour arriver à l'arthrotomie avec suture osseuse suivie de massage et d'électrisation.

On peut diviser l'histoire de ce traitement en deux grandes périodes : l'une antérieure, l'autre postérieure à Lister. La première est celle des tâtonnements. L'immobilisation par les appareils est d'abord employée ; ses nombreux inconvénients lui font substituer le massage, et cela bien avant Camper et Tilanus. Cooper, Bonnet, plus hardis, tentent la suture des fragments ; leurs insuccès, dus au manque total d'antisepsie, effrayent les praticiens qui ont alors recours aux demi-mesures. On veut éviter de pénétrer dans la fracture : Jarjavay et son École feront alors la ponction ; le professeur Panas, l'année même où Lister publiait sa méthode, essayait d'un procédé de suture sous-cutanée ; mais tous ces procédés devaient disparaître de la pratique quand parut la méthode de Lister. Dans la première partie de notre modeste travail nous faisons un court exposé de ces divers moyens curatifs qui n'ont plus à l'heure actuelle qu'un intérêt purement historique.

Dans la seconde partie la méthode listérienne sera exposée.

Mais, avant d'aborder notre sujet, nous nous faisons un agréable devoir d'adresser tous nos remerciements à ceux qui, de près ou de loin, ont bien voulu s'intéresser à nous durant le cours de nos études.

A M. Edmond Thiaudière, dont nous sommes heureux d'inscrire le nom en tête de ce travail que nous aurions voulu digne de lui.

A M. le docteur Massot, qui nous a fourni, les observations les plus intéressantes.

A MM. les professeurs Hedon et Ville ; à M. le professeur agrégé Delezenne, dont nous avons eu la bonne fortune d'être le préparateur et que nous ne quittons qu'avec regret.

Enfin nous ne saurions trop remercier M. le professeur Tédenat de l'honneur qu'il nous a fait en acceptant la présidence de notre thèse.

CONTRIBUTION A L'ÉTUDE

DU TRAITEMENT

DES

FRACTURES DE LA ROTULE

PREMIÈRE PARTIE

Quelque nombreux que soient les moyens curatifs employés dans les fractures de la rotule, on peut les faire rentrer dans un des trois grands groupes suivants que nous allons étudier:

1° Méthodes non sanglantes dont le principe est de respecter coûte que coûte l'articulation.

2° Méthodes sanglantes dont l'essence même est la large ouverture de l'article.

3° Méthodes mixtes.

I. — MÉTHODES NON SANGLANTES

Si les partisans de cette méthode sont unanimes à respecter à tout prix l'article, ils sont loin d'être d'accord sur les moyens thérapeutiques à employer. Tandis que les uns ont eu recours à toute espèce d'appareils immobilisateurs pour réduire la fracture, les autres, au contraire, essayent la mobilisation passive, le massage méthodique et rejettent impitoyablement tous les systèmes compressifs et contentifs, d'autres encore, tout en respectant l'article, s'adressent aux révulsifs en vue d'un bon résultat. L'analyse de ces divers procédés va nous montrer comment les uns ont peu à peu succédé aux autres dans la pratique.

A. — APPAREILS. — RÉVULSIFS. — Paul d'Egine, chirurgien du VII siècle, recommande l'extension continue qu'il obtient au moyen d'attelles et d'une gouttière ; ce procédé est trop primitif pour qu'on insiste sur son inefficacité.

On eut ensuite recours à l'immobilisation indirecte des fragments. Albucassis l'obtient à l'aide d'une attelle perforée en son centre et maintenue en place par un bandage ; plus tard, il remplaça l'attelle par un anneau de cuir. Son appareil, que Malgaigne range parmi les appareils à pression circulaire, a pour but d'embrasser le contour de l'os pour amener les fragments en contact ; mais au prix de quels inconvénients arriva-t-il à ce résultat ! Si le gonflement qui accompagne fatalement la fracture est trop abondant, le contour de l'os est difficile, sinon impossible à délimiter ; de plus, une pression énergique devient alors nécessaire pour maintenir le système en place : de là, douleurs intolérables, parfois même excoriations et eschares.

C'est pourquoi Muschenbrock préférait diriger la pression suivant une direction perpendiculaire au grand axe de chaque fragment, c'est-à-dire parallèlement à la longueur du membre : Il se servait d'une gouttière en fer blanc avec rebords latéraux percés de trous, deux larges plaques

concaves munies de rebords et de trous analogues à ceux de
la gouttière s'appliquaient, l'une, au-dessus, l'autre, au-dessous
de la rotule, on les rapprochait et on les maintenait en contact
à l'aide de vis qui passaient dans les trous des plaques et
dans ceux de la gouttière. Le système était facile à appliquer,
mais difficile à maintenir. Le plus souvent, la plaque supérieure glissait au-devant des fragments sans les entraîner et,
par suite, son action devenait nulle.

Cet inconvénient avait été évité par Lavanguyon. Depuis
1680, en effet, il employait un appareil tendant à agir sur le
contour de chaque fragment et pouvant les amener en
contact.

Comme on peut le voir par ce rapide exposé, « la seule
préoccupation des anciens chirurgiens est d'agir sur l'écartement des fragments causé par la rétraction du muscle
triceps ; c'est le premier phénomène qui les frappe ; c'est lui
seul qu'on accuse de l'impotence consécutive. Pour le combattre, on chercha, on perfectionna les moyens capables de
supprimer l'action des muscles antérieurs de la cuisse et
favoriser aussi la captation des fragments (Forgue et Reclus,
Therapeutique chirurgicale). » Mais, ajoutent ces auteurs,
il se produisit un fait nouveau qui devait modifier profondé-
ment la thérapeutique des fractures de la rotule. Quelques
chirurgiens anglais croient voir, non plus dans l'écartement
des fragments mais dans l'atrophie musculaire un obstacle
aux bons résultats. » M. Jalaguier écrivait: « L'impotence
vraie a pour cause essentielle non l'écartement des fragments, mais l'insuffisance musculaire, et, en particulier, celle
du triceps. Cette insuffisance est due à l'atrophie causée non
par l'écartement, mais par l'arthrite. » Dès lors, c'est contre
l'inflammation que vont lutter les chirurgiens, par la compression ouatée, comme Ravot en 1859, et plus près de nous, par
le vésicatoire, dont M. Félix Guyon vantera les bons effets.

Certes, ces moyens curatifs nous paraissent, à l'heure actuelle, tout à fait primitifs et bien grossiers ; mais, avouons-le, nous sommes fort injustes dans notre jugement. L'emploi des appareils n'est pas, en effet, aussi désastreux que le font entendre nos statistiques : Bryant, partisan de cette méthode, a pu relever au hasard sur les registres de « Guys Hospital » les observations de trente-trois malades traités et relativement guéris, par l'application des appareils.

Nous en publions nous-même, à la fin de ce chapitre, une observation due à l'obligeance de M. le docteur Massot.

Il fallait toutefois trouver mieux ; l'introduction des révulsifs dans le traitement de ces fractures est déjà un progrès réalisé ; mais cette méthode, à son tour, devait céder le pas à d'autres. Si, en effet, les résultats obtenus étaient passables, elle méritait bien des reproches, dont les plus graves étaient la longue durée du traitement, de l'immobilisation surtout.

Certains praticiens virent le mal et voulurent y remédier par l'emploi du massage méthodique, c'est-à-dire la mobilisation passive d'abord, plus tard active du membre lésé. Nous allons, maintenant, étudier cette autre méthode non sanglante.

B. — MASSAGE. — « Le massage, dit M. Lucas-Championnière, mériterait un chapitre entier. J'estime, en effet, qu'après la suture, c'est la seule thérapeutique sans opération qui vaille qu'on s'y arrête » (Soc. chir., 1897).

Le massage était connu dès la plus haute antiquité. Mais les médecins ne l'employaient guère : c'étaient surtout les rebouteurs qui y avaient recours et c'est certainement là, la cause de leurs succès. Ce fut Camper, chirurgien hollandais, qui l'employa le premier d'une façon méthodique dans les fractures ; Tilanus, le célèbre professeur d'Amsterdam, suivit son exemple, et au Congrès français de chirurgie de 1885 il rapporta quelques observations qui n'étaient que des succès. Son appel n'eut pas beaucoup d'écho en France, ce ne fut guère que l'Ecole lyonnaise qui suivit Tilanus dans cette voie. M. le professeur Tripier (de Lyon) devint un des plus chauds partisans du massage, et, dans une bonne thèse inspirée par lui au docteur Huot, la méthode fut décrite, préconisée, et trente-trois observations furent publiées.

Voici les conclusions de la thèse de M. Huot au sujet de l'emploi du massage :

a) Il est à la portée de tout le monde.

b) Il n'offre aucun danger.

c) Il permet de marcher au bout de quelques jours.

d) Il donne un résultat fonctionnel plus ou moins bon, mais toujours suffisant, ce qui se voit rarement avec les autres méthodes employées jusqu'à ce jour.

Ces conclusions ne peuvent être acceptées qu'avec beaucoup de réserves. Si le massage est à la portée de tous, il faut avouer qu'il est difficile de trouver un bon masseur.

Il n'est pas non plus exempt de tout danger. Rieffel (1), Soutter (2), Richelot, Richet rapportent des cas de rupture du cal par le massage. C'est surtout Andérodias qui a insisté sur ces accidents. On connaissait des cas de rupture du cal après traitement par l'immobilisation. « Donc, a priori, conclut cet auteur, il faut admettre que par le massage et la mobilisation précoce les ruptures du cal doi-

---

(1) Rieffel, *Trait. chir.*, tome II.

(2) Soutter, *Revue médicale Suisse romande*, n°, 23. — Rupture du cal.

vent être plus fréquentes. Il semble, en effet, que les
mouvements articulaires exécutés deux ou trois jours après
l'accident, alors que la réunion des fragments commence
juste à se faire, doive entraver les soudures, étirer le cal
fibreux formé et prédisposer aux ruptures..... Cette rupture
constitue une complication toujours très grave pour le fonc-
tionnement ultérieur du membre ; ce qui assombrit encore
le pronostic, c'est la facilité avec laquelle se font de nouvel-
les ruptures du cal. » Andérodias publie à l'appui de sa thèse
quelques intéressantes observations, qu'on retrouvera résu-
mées dans la *Gazette médicale de Paris* d'octobre 1897.

Quant à la durée du traitement, elle est, d'après Huot,
très abrégée par l'emploi de la méthode hollandaise, et
c'est là, dit-il, un des grands avantages du massage sur les
anciens procédés. Mais cette rapidité de la guérison n'est-
elle pas en somme plus factice que réelle? Dans une observation inédite que nous rapportons à la fin de cette partie,
on pourra voir que le massage devait être fait un an encore
après l'accident.

L'introduction de ce procédé dans la thérapeutique n'en
reste pas moins un progrès réel, et il faudra y avoir recours
quand, pour des raisons spéciales, la suture ne pourra être
faite.

II. — MÉTHODES MIXTES

Des tentatives d'intervention directe avaient été conseillées par les uns, exécutées par les autres, mais l'insuccès les avait fait frapper d'ostracisme dès leur apparition. Au XVIIe siècle, un célèbre médecin de Naples, Aurelius Severinus avait recommandé la suture, toutefois ce ne fut guère qu'en 1834 que l'idée fut mise en pratique par Rhéa Barton ; cette tentative fut malheureuse : le malade succomba à l'infection purulente.

Cependant l'idée était lancée ; le succès paraissait, malgré tout, être dans l'intervention sanglante ; mais les praticiens, redoutant les conséquences fâcheuses de l'ouverture, eurent d'abord recours aux demi-mesures.

En 1847, Malgaigne invente sa griffe. Tout le monde connaît cet appareil. Il se compose de deux crochets doubles qu'on implante à travers les téguments dans le tissu osseux lui-même, un pas de vis permet de les rapprocher et immobilise aussi le fragment sur lequel elle se fixent. La contention est relativement parfaite et permet ainsi d'obtenir un cal fibreux court et serré.

Cette innovation, qui est un véritable progrès, attira sur son inventeur toute sorte de malédictions. « Chacun lui jeta la pierre », disait Gilette à la Société de chirurgie (séance du 8 novembre 1883).

Les résultats n'étaient guère encourageants, en effet. C'était d'abord la douleur qui poussait, la plupart du temps,

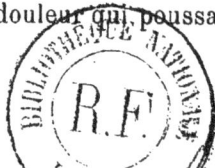

2

le patient à enlever l'appareil plus tôt que le chirurgien ne
l'aurait voulu ; mais c'était surtout la menace continuelle de
l'infection : les points d'implantation de la griffe s'enflam-
maient, presque toujours passaient à la suppuration qui
le plus souvent, gagnait l'article et pouvait occasionner la
mort.

Pour éviter ces dangers, Trélat modifia heureusement l'appareil de Malgaigne. Il enfonçait la griffe, non plus directement
dans les tissus, mais dans deux plaques de gutta-percha
exactement moulées sur chaque fragment osseux : Nous
revenons ainsi aux appareils à pression parallèle ; c'est dire
assez que la méthode de Malgaigne était passible des mêmes
reproches et offrait les mêmes inconvénients que la méthode
ancienne ; elle était insuffisante quand elle n'était pas dangereuse. Mais son apparition fera époque et sera le point
de départ d'une nouvelle orientation.

PONCTION. — Nous avons déjà vu que les partisans du
massage dirigeaient tous leurs efforts contre l'arthrite causée
par l'épanchement articulaire. L'idée que l'accumulation d'un
liquide dans la jointure pouvait être un obstacle à la parfaite
coaptation des fragments est donc bien loin d'être nouvelle,
la relation qui existe entre la quantité de l'épanchement et la
distance qui sépare les fragments n'avait pas échappé aux
anciens chirurgiens eux-mêmes ; on devait, partant, songer
à combattre spécialement cette complication.

Ce fut Jarjavay qui, en 1861, s'attaqua le premier directement
à l'épanchement au moyen de la ponction aspiratrice. Voille-
mer, Broca l'imitèrent ; mais ces tentatives restèrent isolées.
Il faut arriver jusqu'à Poinsot pour trouver un partisan
systématique de cette thérapeutique. Il fallait d'ailleurs que

les adeptes fussent réellement convaincus ; car la doctrine eut à subir plusieurs attaques.

Le 9 novembre 1872, M. le professeur Dubrueil (de Montpellier), dans une communication restée célèbre, rapporta à la Société de chirurgie un cas de ponction articulaire qui, après de formidables accidents, avait entraîné la mort. La Société de chirurgie, hypnotisée par cette triste histoire, condamna la méthode ; mais, malgré l'avis de la docte assemblée, plusieurs praticiens, et non des moindres, ont continué à lui demander leurs succès. A l'heure actuelle, la ponction évacuatrice faite aseptiquement, suivie ou non de lavage articulaire et complétée par le massage, est fort en honneur parmi certains chirurgiens.

Nous publions une observation personnelle de fracture de rotule traitée par la ponction suivie de massage et dont le résultat, sans être parfait, est cependant satisfaisant.

La thérapeutique des fractures de la rotule continuait son évolution. L'idée d'intervention se faisait de plus en plus jour parmi les chirurgiens ; mais l'application demeurait toujours défectueuse.

M. le professeur Panas, en 1878, tente une opération nouvelle. Il essaye d'un procédé de suture sous-cutanée, voulant autant que possible éviter de pénétrer dans l'articulation ; mais, peine perdue, son malade succombe à la septicémie.

A quoi tenaient ces insuccès ? Au manque absolu d'antisepsie et d'asepsie. Ces deux sciences qui, à l'heure actuelle, sont à la portée du praticien le plus modeste, étaient à peu près inconnues des anciens maîtres ; de là leurs déboires et aussi leur découragement.

Néanmoins les travaux allaient se multipliant, les monographies se succédaient qui faisaient connaître le mécanisme, les variétés, l'anatomie pathologique, la terminaison des solutions de continuité de ce petit os, et ainsi les indications à remplir, en devenant de jour en jour plus nombreuses, devenaient en même temps plus précises. Il fallait donc une thérapeutique qui put répondre à tous les besoins : alors parut la méthode listérienne.

DEUXIÈME PARTIE

L'idée de fixer les fragments l'un contre l'autre dans le cas de solution de continuité des os est certes bien ancienne. — Hippocrate, en effet, connaissait le traitement des fractures du maxillaire inférieur par une ligature métallique prenant point d'appui sur les dents voisines : ce n'était encore là que la ligature médiate des fragments, la suture directe n'apparaîtra que bien plus tard.

Pour le cas particulier qui nous occupe, nous avons déjà vu que Severini avait jadis conseillé cette opération ; cependant, elle semble n'avoir été mise en pratique que vers 1834, par Rhéa Barton, avec plein insuccès d'ailleurs. Cooper (de San Francisco), fut plus heureux, car son opéré guérit, mais après une vive réaction. Aussi, « malgré ce succès, écrivait Berger dans un remarquable article du Dictionnaire Encyclopédique, il faut croire que cette conduite trouvera peu d'imitateurs. »

Cette opinion, qui était celle d'un grand nombre de chirurgiens, ne devait pas tarder à se modifier. Ce revirement dans les idées est la conséquence de l'introduction des méthodes antiseptiques dans la pratique de la chirurgie.

En 1877, Cameron (de Glasgow), l'année suivante Lister, s'entourant de toutes les précautions antiseptiques, obtienne nt d'excellents résultats dont le retentissement fut immense ; leur exemple fut suivi par plusieurs chirurgiens et les observations dès lors vont se multipliant.

« Lister, écrivait Jalaguier en 1884, n'a donc pas été le premier à pratiquer la suture osseuse d'après la méthode antiseptique. Cette question de priorité importe fort peu, du reste. Il est bien évident, en effet, que si l'opération s'est répandue, c'est grâce au patronage de Lister ; il l'a vraiment fait sienne par le soin qu'il a mis à en poser les indications et à en régler le manuel opératoire, par la conviction profonde et par l'autorité qu'il a mis à la défendre en toute occasion et aussi, il faut le reconnaître, par les magnifiques résultats qu'il en a obtenus. C'est à ce grand chirurgien qu'il est juste de reporter l'honneur et aussi, jusqu'à un certain point, la responsabilité de la méthode nouvelle. »

L'étude qui va suivre montrera que cette responsabilité ne doit pas peser lourd à l'illustre chirurgien anglais, car sa méthode, légèrement modifiée et complétée par les continuateurs de l'œuvre du grand maître, peut être considérée à l'heure actuelle comme le traitement idéal des fractures de la rotule.

Avant de passer à son étude, disons quelques mots d'anatomie pathologique ; de la connaissance des désordres il nous sera facile de déduire les indications.

Dans toute fracture de la rotule, il se produit une hémorragie provenant de la surface des fragments ainsi que des tissus divisés. Cette hémorragie s'arrête par la formation d'un caillot qui, dans les fractures sans déplacement bien appréciable, comble l'intervalle séparant les fragments. Il est rare que les choses en restent là ; presque toujours l'épanchement envahit les interstices péri-articulaires. S'il y a en même temps rupture de la capsule articulaire, le liquide s'infiltre entre les fibres musculaires du triceps en commençant par le vaste interne pour, de là, passer au vaste externe, sans jamais toucher au droit antérieur (Huot, thèse de Lyon).

La résorption se fait dans un temps plus ou moins long, la moyenne paraît être de quinze à vingt jours, parfois même on ne retrouve plus de sang huit jours après l'accident; par contre, le liquide peut persister pendant plusieurs mois (Fiot, thèse de Paris, 1875). Ce dernier auteur ajoute: « Le caillot interfragmentaire ne s'organise jamais, du moins du seizième au trentième jour, il désagrège et se résorbe. Ce sont les tissus divisés au devant de la rotule fascia superficialis, tissu celluleu, aponévroses, périoste, qui se chargent de fournir les matériaux nécessaires à la formation du cal; mais, ainsi que l'a fait remarquer Macewen, le résultat de l'organisation de ces tissus sera toujours et fatalement la production d'un cal fibreux, et c'est là un grand inconvénient. On n'a qu'à se rapporter à la remarquable thèse de Gilis pour y voir exposés tout au long les dangers parfois graves auxquels est exposé le patient avec un cal de nature fibreuse. Voici en peu de mots les complications à redouter :

1° Allongement du cal ;
2° Son entorse ;
3° Affaiblissement du membre ;
4° Rupture du cal avec ou sans ouverture de l'articulation ;
5° Fracture de l'autre rotule ;
6° Ulcération du cal ;
7° Atrophie musculaire surtout atrophie du triceps. »

Nous avons déjà parlé dans le précédent chapitre de cette dernière complication.

Ceci posé, quelles sont les indications que devra remplir une bonne thérapeutique des fractures de la rotule ?

1° Combattre l'épanchement et l'arthrite consécutive;

2° Réduire l'écartement et maintenir les fragments en contact ;

3° Enlever les parties interfragmentaires qui portent obstacle à la fonction du cal osseux ;

4° Prévenir l'atrophie du triceps.

« Ces quelques propositions, dit Gilis, résument entièrement tout ce que, dans l'état actuel de la science, on peut demander au traitement des fractures de la rotule. On peut même dire que, si l'on arrive à les réaliser, la guérison est assurée et complète. »

Nous nous permettrons d'ajouter une autre proposition dont on ne se préoccupe pas assez dans la pratique courante : nous voulons parler de l'état social du malade.

C'est le moment de voir si la nouvelle méthode répond mieux que les anciennes aux conditions demandées à tout bon traitement ; nous allons tâcher de le démontrer par l'analyse de sa technique.

Premier temps. — Incision de la peau.— Le meilleur procédé est le grand lambeau descendant jusqu'à l'épine tibiale. Ce lambeau convexe en bas a l'avantage de donner une cicatrice très bas et hors de toute atteinte dans le mouvement du genou. Elle donne un champ opératoire énorme et qui peut être étendu autant que les circonstances de l'opération peuvent le demander (Lucas-Championnière).

Deuxième temps. — Il comprend la toilette articulaire et ce nettoyage est des plus importants. « Il faut enlever le tablier filieux pour qu'il ne plonge pas dans l'article et ne puisse gêner la formation du cal osseux. » Si ce tablier fibreux n'est pas enlevé, dit Lucas-Championnière, il est matériellement impossible que les fragments rotuliens se réunissent autrement que par un tissu fibreux, quelle que soit la pression

exercée sur eux. Aussi les chirurgiens qui se sont vantés
d'obtenir la réunion osseuse de la rotule par un appareil quel-
conque, fût-il la griffe, ont avancé un fait impossible. »

Une fois les parties fibreuses enlevées, il s'agit de procé-
der au nettoyage de la fracture, et cette opération joue
un rôle considérable ; quand on voit la quantité de sang que
l'on enlève d'une articulation qui vient d'être atteinte, on
s'en rend bien compte. Les désordres sont encore plus graves
quand on a affaire à une ancienne fracture. L'ouverture large
de l'articulation permet à l'opérateur d'apercevoir les caillots dans les moindres diverticules qu'il faut évacuer aussi
complètement que possible, car la présence des caillots a pu
parfois causer de la raideur.

Troisième temps. — Forage des trous. — C'est une opération assez délicate, mais dont on vient facilement à bout. La
direction à donner au trajet du canal est oblique ou perpendiculaire, suivant que l'on veut respecter le cartilage ou que
l'on tient, au contraire, à enserrer dans le fil une importante
portion de substance osseuse.

On procède alors au passage des fils : en général, deux
suffisent. Mais il faut absolument les choisir gros et forts :
l'argent et le platine sont les seuls métaux qu'on doive employer ; le fer doit être rejeté ; dans une observation que
nous donnons, la suture avait été faite au fil de fer ; il céda et
l'opération fut à refaire. Les fragments sont resserrés par la
torsion des fils qu'on coupe ras et dont on martelle les extrémités sur l'os : on obtient ainsi une excellente attelle métallique permanente qui, faisant masse avec le cal, ajoutera à
la résistance de la rotule réparée.

Quatrième temps. — Suture des parties fibreuses. — On
procède ensuite au rapprochement des parties fibro-périos-
tiques prérotuliennes. Un surjet au catgut à points rappro-

chés suffit largement. Mais ce temps nous paraît indispensable ; les ailerons sont en effet un puissant moyen de transmission de force entre le triceps et le tibia ; d'autre part la suture fibreuse rétablit plus complètement la continuité de l'appareil rotulien et sépare efficacement le foyer articulaire du foyer sous-cutané qui peut, dans certains cas, suppurer isolément. Toutefois il faut se garder de tomber dans les excès et considérer comme une méthode de traitement la suture fibreuse seule. Quand on a fait cette suture, on a la notion bien nette que la coaptation des fragments est assurée ; mais la suture osseuse reste le traitement idéal et, dit Lucas-Championnière : « Je ne vois pas pourquoi on chercherait à substituer à une bonne opération (suture métallique) une opération qui ne la vaut pas. La rotule est un organe naturellement faible, par la suture métallique on le renforce, et il est aussi simple de passer un fil d'argent à travers le tissu osseux en se servant d'un perforateur, que de placer une série de lacets dans les tissus périostiques à l'aide d'une aiguille de Reverdin. »

Cinquième temps. — Suture de la plaie cutanée au crin de Florence. Pansement antiseptique et appareil immobilisateur *ad libitum*.

Nous n'avons pas parlé du drainage articulaire. Cette pratique nous paraît inutile et même dangereuse. Le drain établit en effet la communication entre le foyer articulaire et le foyer sous-cutané qu'il faut séparer autant que possible, en sorte que si ce dernier s'enflamme ou fait du pus, il suppurera seul. Le drainage n'est utile que dans deux cas : 1° Si l'asepsie a été douteuse ; 2° Si on a affaire à une plaie profonde impossible à effacer par la suture et dans laquelle le sang et la sérosité s'accumulant menacent continuellement d'infecter la fracture. Dans une observation de M. Adenot, que nous rapportons, on voit bien les avantages de cette séparation des deux foyers. En effet, cet auteur signale la formation d'un abcès entre la peau et les plans sous-jacents ; mais, comme il avait eu soin de faire la suture fibro-périostique, les tissus déchirés avaient eu le temps de réparer leurs désordres et l'article fut préservé contre la suppuration.

TRAITEMENT POST-OPÉRATOIRE. — L'opération est terminée. Pendant huit jours le repos au lit, avec surveillance active, est de rigueur. Ce temps écoulé on peut enlever le pansement et commencer le massage méthodique des masses musculaires de la cuisse; loin de l'articulation, le massage sera d'abord légèrement fait ; puis peu à peu on passera à la percussion méthodique des muscles en se rapprochant de plus en plus de l'articulation elle-même.

Des mouvements passifs lui seront imprimés, légers d'abord, plus forts ensuite. On peut employer un excellent moyen recommandé par le professeur Delorme, médecin principal de l'armée, quand on craint une raideur trop forte de l'articulation. « Abandonner, dit-il, le malade à lui-même en pareil cas équivaut à transformer la raideur en ankylose. Voici l'artifice qu'il emploie. On fait élever la cuisse à angle droit sur le bassin, et par les deux mains de deux aides vigoureux, entrelacées et appliquée contre la face postérieure de la cuisse vers la partie moyenne, on la maintient dans sa position. Le malade raidit d'abord son genou, mais les extenseurs étant insuffisants au bout de quelques instants, le genou fléchit de lui-même, tombe à angle droit et le malade pousse un cri. A ce moment le chirurgien, qui n'a pas à compter avec les muscles actifs, accuse jusqu'à son degré extrême la flexion du membre, d'une façon progressive, mais assez rapide pour éviter un retour effectif de la contraction musculaire. La pression du doigt,une pression légère de la main sur la jambe suffisent habituellement pour compléter la flexion. L'articulation étant déraidie, le membre fracturé commence à fonctionner et il fonctionnera chaque jour d'une façon continue et progressive. De plus, il ne faut jamais donner de béquille à un fracturé. En effet, dit M. Delorme, avec un peu d'exercice la béquille va remplacer chez lui le membre atteint qu'il se gardera de faire fonctionner. D'ailleurs les flexions et extensions du genou qui apportent des changements dans la longueur du membre, ne sont possibles qu'avec l'écartement des béquilles, une obliquité que le blessé n'apprend qu'à la longue et qu'il lui répugne même d'employer parce qu'elle nuit à la solidité du point d'appui ; aussi la béquille reste droite et le genou enraidi » (*Bull. médical* du 24 mars 1899). Parallèlement à tous ces exercices, il ne faut pas négliger l'électrisation des muscles fémoraux : cette pratique est en effet un excellent moyen de combattre l'amyotrophie et contribue ainsi à éviter la faiblesse du membre fracturé.

Telle est dans ses grandes lignes la méthode listérienne modifiée par ses continuateurs qui l'ont fait bénéficier des progrès de la science.

Remplit-elle les conditions exigées ? On peut répondre par l'affirmative sans craindre d'être contredit.

C'est la seule en effet qui permette l'évacuation complète de l'article et l'on évite ainsi toute menace d'arthrite ; elle seule amène l'affrontement absolu des surfaces de section en supprimant l'interposition des tissus inutiles ; la formation du cal osseux est ainsi favorisée. Quant à l'amyotrophie,elle n'est plus à redouter du moment que l'arthrite est prévenue.On sait d'autre part,depuis Gosselin,qu'un muscle s'atrophie dès que le levier osseux qu'il commande a subi une solution de continuité ; mais la suture réparant les dégâts au plus vite permet encore de parer à cet inconvénient. Seule encore elle remplira la dernière indication. L'état social du malade doit, avons-nous dit, entrer et ligne de compte. Avec les anciennes méthodes, avec la ponction et le massage, le patient est condamné à l'inaction pendant de longs mois au bout desquels il ne reprendra son travail qu'avec difficulté : Aussi est-ce un devoir pour le praticien d'intervenir au plus tôt pour obtenir une rapide guérison. Seule dans ce cas la suture lui donnera satisfaction.

Telle est la méthode listérienne et tels sont les avantages qu'elle apporte au malade et au praticien ; elle nous paraît donc être la méthode de choix.

Nous ferons remarquer que dans notre exposé il n'a jamais été question de précaution d'antisepsie nécessaires dans une opération aussi délicate que l'est l'arthrotomie. Il va sans dire que l'on ne saurait impunément s'affranchir de règles qui font le succès de la chirurgie contemporaine et que tout praticien, même le plus modeste, n'a plus à l'heure actuelle le droit d'ignorer.

OBSERVATIONS

Observation I

(ADENOT de Lyon. *Congrès français de chirurgie*, 25 oct. 1895.)

Suture osseuse dans les fractures de la rotule

Chez notre premier malade, homme de quarante et un ans, très vigoureux, la fracture datait de quatorze jours. Malgré cela l'épanchement intra-articulaire était énorme, l'écartement des fragments considérable. En outre une contusion très forte des parties molles avait exigé des soins immédiats délicats. Les premiers jours qui suivirent l'accident, le malade aurait eu beaucoup de fièvre, jusqu'à plus de 40°.

C'est en raison de l'état local vraiment grave qu'il fut envoyé à Lyon par son médecin, qui jugeait une opération indispensable. Après ouverture de l'articulation, nettoyage de la cavité qui contenait une quantité énorme de caillots sanguins, je rapprochai les fragments par un fil entourant la rotule à la manière d'un anneau antéro-postérieur et pénétrant dans l'intérieur de l'article.

Suture des ailerons.

Les fils sont enlevés le vingt-cinquième jour.

Les jours suivants les fils de soie qui avaient servi à suturer les ailerons s'éliminent au milieu d'un petit abcès. Sans doute la stérilisation de ces fils était imparfaite.

Les suites furent simples. Le malade sort seulement le

2 mars de l'Hôtel-Dieu, car je tenais à surveiller l'état de son genou pendant quelque temps.

Actuellement il marche très bien. La plupart de ses amis ne se doutent pas qu'il boite légèrement. La flexion de la jambe n'arrive pas tout à fait à l'angle droit, mais cela ne le gêne pas. L'assouplissement fait des progrès encore maintenant.

Le malade, qui se livre à des travaux très pénibles, assure que la jambe opérée et le genou sont aussi solides que l'autre Il n'y a pas d'atrophie ; le triceps crural est aussi développé que celui du côté non opéré.

Observation II

Le second malade, âgé de cinquante-huit ans, cultivateur, s'est fracturé la rotule droite il y a huit ans.

Depuis, il a toujours fort mal marché. Il montait les escaliers très difficilement. Enfin il se plaignait de douleurs dans le genou, et surtout du défaut de solidité de l'articulation. Les mouvements manquaient d'aplomb, disait-il, et s'accompagnaient de perte d'équilibre au moindre effort.

Au mois de janvier dernier, il fit une seconde chute et se refractura la rotule.

Ecartement considérable des fragments depuis cette nouvelle chute. Le fragment supérieur est à lui seul plus grand que la rotule du côté sain. Cal allongé qui double les dimensions de l'os. Une crête saillante et transversale indique le point de l'ancienne fracture. Ecchymose considérable de la jambe et de la cuisse. Je pratique l'arthrotomie. J'enlève une grande quantité de caillots intra-articulaires.

Le cal ostéofibreux est ossifié en partie à sa portion supérieure. Je résèque ce cal ancien et les deux surfaces dénudées

des fragments rotuliens apparaissent recouvertes d'une couche
irrégulière de tissu fibro-cartilagineux. Ce fibro-cartilage,
dont quelques portions sont comme arrachées et dissociées, se
confond latéralement avec des languettes arrachées du tissu
synovial et capsulaire très épaissi. Avec le couteau ostéotome
je régularise les deux fragments rotuliens, en réséquant une
plus grande étendue du fragment supérieur plus volumineux.
Lorsque les deux sont suffisamment modelés, je les réunis au
moyen de deux fils métalliques placés à l'aide d'un poinçon.

Drainage. Suture des parties molles. Attelle plâtrée.

J'enlève les fils un mois après. Le malade commence à
marcher rapidement. Il est en très bon état avec un membre
très solide deux mois après l'accident. Il est très satisfait, ne
souffre pas et bien que les mouvements soient encore limités,
il trouve son état bien supérieur à celui qui existait avant la
deuxième chute.

Observation III

(WALTHER, Société de chirurgie, 1817). — Présentation de malade

Fracture de la rotule droite 8 mars 1890. Reste quinze
jours chez lui, gardant le repos au lit. Entre à Saint-Antoine,
où il est traité du 21 mars au 10 avril par l'immobilisation dans
un appareil plâtré avec compresses ouatées au genou. A sa
sortie de l'hôpital, il marche mal, s'aidant d'une canne. La
marche devenant chaque jour plus pénible, il entre à la Charité
le 20 avril ; il est immobilisé dans un appareil plâtré du 1er mai
au 1er juin, puis dans un appareil silicaté du 2 au 24 juin. Il
quitte alors l'hôpital marchant très bien, mais la jambe roide

pouvant à peine faire quelques très légers mouvements de flexion. Le 23 juillet, il est renversé par un cheval, ressent une très vive douleur dans le genou malade, et se fait transporter à Saint-Antoine, dans le service de M. Monod. On constate alors une fracture de la rotule avec écartement des fragments et gros épanchement sanguin. Immobilisation dans un appareil plâtré, élévation du membre, compression sur le genou. Ayant été appelé vers le milieu d'août à remplacer M. Monod, je fais enlever à la fin du mois l'appareil plâtré, l'épanchement a disparu, l'écartement persiste, le malade peut à peine lever la jambe, et, malgré les massages, la gymnastique, les mouvements, la situation ne s'améliore pas.

Le 19 septembre, je fais la suture de la rotule ; les fragments étaient écartés de 2 centimètres et demi, et à peine reliés l'un à l'autre par un mince cal fibreux effilé à sa partie supérieure. Les fragments sont complètement et assez péniblement libérés des parties fibreuses rétractées qui les brident fortement sur les bords. Après très large libération du tendon du triceps et avivement des fragments, je puis arriver à les coapter, et la suture est faite avec deux fils d'argent ; trois fils de catgut réunissent le périoste et les plans fibreux prérotuliens. Suture de la peau au crin ; sans drainage. Immobilisation dans un appareil plâtré. Suites normales.

Le 17 octobre, vingt jours après l'opération, l'appareil plâtré est enlevé ; le malade soulève bien la jambe. Massage, électrisation, mouvements. En décembre, je revois le malade qui marche bien, sans fatigue ; il a fait 18 kilomètres à pied pour venir me voir. Le genou est absolument normal, le triceps a repris toute sa vigueur, le malade soulève du bout du pied, à jambe tendue, un poids de 15 kilos.

Le 31 mars 1891, portant sur l'épaule un sac de charbon de 50 kilos, il tombe dans un escalier, sent une secousse, ne peut se relever. On le transporte à l'Hôtel-Dieu, dans le service de M. Tillaux, que j'avais l'honneur de remplacer. Je constate un écartement notable des fragments. J'ouvre largement et je constate, non pas une fracture de la rotule, mais bien un arrachement du tendon tricipital. On constate un cal osseux. La suture du tendon est faite au moyen de deux gros fils d'argent. Vingt-deux jours après tout va bien.

Observation IV

(INÉDITE)

Recueillie par le Dr PERALDI, dans le service du Dr FONTAN, chirurgien en chef de la marine, professeur à l'École de médecine de Toulon.

Jacques P..., canonnier de 1re classe au 13e régiment d'artillerie de forteresse, en garnison à Toulon, entre au n° 25, à la salle 5 de l'hôpital principal, pour une fracture transversale de la rotule. Le matin, durant une pause, il jouait pour se réchauffer au jeu du mouton, et au moment où il faisait appel des deux pieds pour franchir le dos du mouton, il tombait tout à coup et ne pouvait plus se relever. Envoyé immédiatement à l'hôpital principal, il y arrive pendant la visite du matin. Le diagnostic de fracture transversale de la rotule est posé, et on décide une intervention immédiate. On fait une incision courbe à concavité supérieure au niveau du fragment inférieur ; pas de sang dans l'articulation. Arrivé sur la rotule, on fait trois points de suture au fil d'argent, à l'aide du perforateur Collin. Suture superficielle à points séparés et au catgut. Pansement iodoformé. Compression ouatée. Six jours après, on enlève les points de suture superficiels. Cicatrisation par première intention. Le malade se lève et marche une vingtaine de jours après l'opération. Résultat opératoire excellent. Le malade sort guéri et obtient un congé de convalescence.

Observation V

(INÉDITE)

Fracture de la rotule, traitée par la ponction et le massage

Isidore M..., roulier, âgé de trente-trois ans.

Le 19 juillet, il transportait du vin de Pollestres vers Perpignan ; comme il s'apprêtait à descendre pour régler son attelage, il glissa sur ses talons et tomba de son long sur le sol. Il fut retrouvé sur la route quelques heures plus tard. Le médecin mandé porta le diagnostic de fracture de la rotule droite, lui appliqua un appareil provisoire et l'envoya aussitôt à l'hôpital de Perpignan.

Le 20 juillet, l'appareil est enlevé, on constate un œdème considérable de la région antéro-supérieure du genou, ainsi qu'une dépression assez marquée au-dessous du fragment supérieur. Malgré l'épanchement articulaire, la crépitation osseuse, nettement perçue, permet la confirmation du diagnostic ; cette manœuvre s'effectue sans douleur. Le membre est laissé dans une gouttière jusqu'au lendemain.

21. — Une légère ecchymose est constatée au niveau du bord interne de la rotule, et c'est à ce niveau, qu'après une asepsie parfaite, on pratique, à l'aide de l'aspirateur Potain, une ponction évacuatrice. Une centaine de grammes de sang sont retirés, mais ce liquide ne coagule pas; preuve qu'il s'était défibriné.

On ferme la plaie à l'aide d'un pansement occlusif à l'iodo-
forme et au collodion. Le membre tout entier est enfermé dans
une gouttière ouatée-plâtrée, renforcée par une attelle postérieure et deux latérales.

Le soir, les malléoles sont tellement douloureuses, qu'on
se voit obligé de relâcher le pansement à leur niveau. Dès
lors, la douleur disparaît pour ne plus revenir, et le malade
reste dans cet état jusqu'au 4 septembre.

5 septembre. — Le bandage est enlevé. Epiderme légèrement exfolié, mais sans plaie. Une odeur fade s'échappe du
coton, due à la sueur dont il est imbibé.

La palpation permet de constater qu'un cal fibreux solide et
court réunit les deux fragments.

Atrophie assez marquée des masses antérieures de la
cuisse ; les muscles du mollet sont aussi frappés.

Le malade est laissé dans le lit, mais on lui recommande
d'imprimer à son articulation quelques mouvements de flexion
et d'extension.

6 septembre. — Le malade a abusé de nos conseils, aussi
l'œdème a-t-il reparu ; il est combattu par des compressions
froides, et le massage est commencé, dès que l'œdème a été
résorbé, c'est-à-dire le 15 septembre ; le 25 du même mois,
tout va bien.

A partir de ce jour, on continue les massages d'une façon
systématique jusqu'à la fin octobre, époque à laquelle le
malade quitte l'hôpital.

Son état est satisfaisant, l'atrophie s'est amendée ; la
flexion est possible, mais n'arrive pas à l'angle droit ; en ter-
rain plat la marche est possible ; mais la descente des escaliers est très difficile et dangereuse.

On conseille au malade de continuer lui-même à masser les
muscles de sa cuisse.

En somme, le résultat, sans être très brillant, est convenable ; mais le grand inconvénient qu'on n'a pu éviter, c'est la longue durée du traitement, ainsi que les ennuis de l'immobilisation.

Observation VI

(INÉDITE)

Fracture de la rotule traitée par la suture osseuse suivie de massage.
Guérison rapide et parfaite.

Jules B..., cinquante-six ans. Il s'agit d'un cultivateur, c'est un homme très robuste, d'ailleurs ancien garçon boulanger.

11 décembre 1899. — Glisse en montant sur le trottoir et tombe la jambe droite repliée sous le corps ; la partie externe du genou va butter sur le sol, il éprouve aussitôt une douleur très forte, son corps se couvre d'une sueur abondante, mais il ne perd pas connaissance.

Il fait effort pour se relever ; tout est inutile, il est obligé de se faire transporter chez lui.

Le docteur, appelé en toute hâte, constate une fracture transversale de la rotule par contraction musculaire et conseille l'intervention. Comme on ne peut opérer facilement le malade chez lui, il entre à l'hôpital St-Jean à Perpignan, dans le service de M. le Docteur Massot, salle Saint-Bruno. Ce dernier, trouvant l'articulation trop congestionnée, renvoie l'opération à une date ultérieure et fait couvrir le genou de compresses.

13 décembre. — Le gonflement a cédé en partie, on peut facilement délimiter le contour de l'os ; la douleur est moins vive, aussi l'opération est-elle remise au lendemain.

Ce jour même un grand bain est ordonné, la toilette préalable de l'articulation et des parties voisines est effectuée.

14 décembre. — Opération. — Anesthésie chloroformique sans accident. Asepsie du champ opératoire à l'éther, au sublimé, etc. Incision courbe à convexité supérieure entre les deux fragments. Elle permet d'arriver sur les tissus prérotulaires fortement endommagés. On les excise ainsi que les parties du périoste qui dépassent et pourraient gêner la formation du cal osseux. Les fragments sont inégaux, le supérieur est plus grand que l'inférieur, le trait de fracture siégeant à l'union du 1/3 inférieur et des 2/3 supérieurs. On les relève pour évacuer les caillots contenus dans la jointure ; un lavage de l'article au sublimé tiède au 1/1000 permet de bien vider les culs-de-sac.

Les fragments sont percés au perforateur Collin, suivant la méthode listérienne, quatre trous sont percés et deux gros fils d'argent permettent d'affronter solidement les surfaces osseuses. Les fils sont coupés ras et leurs extrémités martelées sur l'os. Catgut pour maintenir les parties fibro-périostisques. L'incision cutanée est fermée au crin de Florence. Le tout est lavé, recouvert de gaze iodoformée et l'articulation tout entière est enfermée dans un pansement compressif qui recouvre aussi la jambe et le pied. Repos au lit. Régime ordinaire.

On laisse ainsi les choses jusqu'au 22 décembre ; le malade n'a jamais souffert ni fait la moindre température.

22. — On renouvelle le pansement. Rien d'anormal.

20. — Les fils de la plaie cutanée sont enlevés ainsi que l'appareil ; on ne laisse qu'une genouillère formée par une couche de coton maintenue par une bande en gaze.

30. — Le malade, trouvant que sa bande le gêne, l'enlève et fait lui-même le massage sans quitter le lit.

1er janvier. — Le malade a quelque appréhension, on s'en

aperçoit; l'artifice du docteur Delorme est employé; on conseille au malade de se lever pour se promener dans la salle; il ne le fait pas, toutefois il continue le massage.

15. — Il se lève et peut faire quelques pas dans la salle sans béquilles, aidé seulement d'une canne, sa démarche est craintive. On le menace, et à force d'instances nous pouvons obtenir qu'il descende les escaliers deux jours après.

Dès ce jour il va et il vient aidé de son bâton et s'occupe dans l'hôpital.

6 février. — Il quitte l'hospice et le 12 il reprend son travail. Ainsi que nous l'avons dit, il est cultivateur, il est tous les jours obligé de se rendre à la métairie où il est occupé, et qui se trouve à cinq kilomètres de Perpignan. Inutile de dire qu'il effectue ce trajet quotidien à pied.

Nous l'avons revu le 22 mars. Le genou droit est absolument semblable au gauche. Pas d'atrophie ni de raideur; la flexion à angle droit est dépassée.

En somme excellent résultat opératoire et surtout vite obtenu malgré l'âge relativement avancé du patient.

Observation VII

(INÉDITE)

Fracture simultanée des deux rotules. — Suture osseuse des deux os. — Nouvelle fracture de l'un d'eux suivie à son tour de rupture. — Massage. — Guérison parfaite.

Il s'agit d'un homme de trente-cinq ans, contrôleur aux tramways, qui le 8 avril 1899, sautant d'un car en marche, tombe et ne peut plus se relever. On le transporte à l'hospice Saint-Jean où il est immédiatement examiné par l'interne de service. Une fracture simultanée des deux rotules est constatée ; c'est une fracture par contraction musculaire. Le malade n'a en effet éprouvé aucun choc, à ce qu'il dit du moins.

On propose l'intervention qu'il refuse, et quitte l'hopital le jour même, ayant le genou immobilisé dans un bandage en huit de chiffre. Il reste dans cet état pendant huit jours, et revient à l'hopital pour se faire opérer.

En ce moment le genou n'est pas gonflé, on constate sur la partie antérieure une dépression de quelques centimètres, séparant deux saillies constituées par les fragments. Pas de douleur.

8 avril. — L'opération a lieu sous chloroforme. On fait une incision horizontale entre les deux fragments On rencontre alors un tablier fibreux qu'on est obligé de réséquer pour arriver dans la jointure elle-même qu'on trouve absolument remplie de liquide hémorragique, au milieu duquel surnagent des caillots. On évacue l'articulation et le lavage est fait au moyen d'une solution de sublimé, à un gramme par litre. Toilette des fragments. On procède ensuite au forage de ces derniers, au moyen d'un poinçon à main. Comme on n'a pas de fil d'argent en ce moment-là, on le remplace par une tresse de 1 millimètre de diamètre, formée de quatre fils de fer galvanisé, servant aux sutures cutanées. On place deux de ces cordons dont on martelle les bouts sur l'os après avoir pris le soin de les couper aussi ras que possible.

Suture cutanée au crin de Florence. — Pas de drainage. — Lavage externe. — Gaze iodoformée. — Le membre entier est enfermé dans une gouttière plâtrée.

Mais au moment où l'on se dispose à opérer la rotule gauche, survient un accident d'anesthésie (nous avons oublié de dire que le malade était éthylique) qui oblige le médecin à remettre l'opération à une date ultérieure. Le malade, une fois remis, est replacé dans son lit et surveillé. Le soir de l'opération, douleurs très vives dans le genou opéré; une piqûre de morphine le calme. Le thermomètre monte aussi de quelques dixièmes, mais le lendemain tout est rentré dans l'ordre. Le malade suit le régime ordinaire et va très bien.

Le 16, le pansement est renouvelé. On enlève les fils de la plaie cutanée. Le patient est endormi, et on procède à l'opération de la rotule gauche. Incision droite entre les deux fragments, qui ne sont guère écartés. Mais on les trouve absolument noyés dans le tissu fibreux prérotulien. Celui-ci, fortement épaissi et adhérent, exige une sorte de dissection pour être détaché. On incise ce tablier, et on trouve l'articulation tapissée de fibrine, ce qui exige un lavage très long et minutieux. Les fragments sont perforés à l'aide de l'instrument de Collin, deux fils d'argent de 1 millimètre de diamètre sont passés dans les trous et permettent de maintenir les fragments rapprochés. Les parties fibropériostiques et les lèvres de la plaie cutanée sont respectivement affrontées au catgut. Le tout est, après lavage, recouvert d'un pansement qui prend le membre tout entier, et le malade replacé dans son lit.

Le soir même, violente réaction; mais le lendemain tout rentre dans l'ordre.

Le 24, les fils sont enlevés. On supprime tout pansement au genou droit pour lequel le massage méthodique est commencé.

Le 1er mai, le genou gauche à son tour débarrassé de son pansement subit le massage.

A ce moment, la flexion à droite atteint 90 degrés et s'effectue sans douleur. Le malade se lève et commence à imprimer quelques mouvements passifs à son genou gauche.

9. — Le malade reçoit la visite de ses parents, et dans

l'empressement qu'il met à leur montrer les progrès réalisés, il glisse malencontreusement de sa chaise, tombe sur sa jambe droite repliée sous le corps et ne peut plus se relever.

L'interne de service arrive aussitôt, constate l'ouverture de la jointure au niveau de l'incision ; les fragments osseux sont intacts, mais les fils de fer oxydés ont cédé. Sur place on lave la plaie, un pansement rigoureusement antiseptique est fait et le malade recouché.

Le chirurgien en chef, averti, arrive sur ces entrefaites et propose au malade une nouvelle suture qu'il accepte avec empressement. Sur-le-champ on anesthésie le malade, on relie les fragments au fil d'argent de un millimètre de diamètre. La suture fibro-périostique est faite cette fois pour cette rotule, comme elle l'avait été pour la gauche ; l'incision cutanée est suturée au catgut. Pansement. Gouttière. Régime ordinaire.

Le massage du membre gauche est toujours continué.

16. — On renouvelle le pansement de la jambe droite et les fils de la plaie superficielle sont enlevés.

19. — Tout est supprimé et le massage commencé.

10 juin. — Le malade peut se promener dans la salle, en s'aidant de deux béquilles qu'il n'ose quitter de peur d'un nouvel accident.

Le massage méthodique dure toujours.

Deux mois et demi après la première chute, le malade, aidé simplement d'une canne, bien que se plaignant du genou opéré deux fois, peut néanmoins monter et descendre correctement les escaliers.

Le 26 juin, il quitte l'hôpital et le 6 juillet, nous le retrouvons à son poste de contrôleur de tramway. Il quitte cette place et au mois d'août il fait l'ascension du Canigou comme guide de l'excursion du Club Alpin.

Observation VIII

(INÉDITE)

Fracture de la rotule traitée par l'immobilisation. — Récidive. — Massage

Le 17 juin 1898, Honoré G..., opticien, se trouvant à Thuir, village situé à quinze kilomètres de Perpignan, fait une chute de quatre mètres. Il tombe les membres inférieurs fléchis, accroupi sur la pointe des pieds qui supportent ainsi tout le poids du corps (c'est-à-dire 118 kilos), et ne peut se relever.

Le médecin appelé sur le champ malgré le fort épanchement qui a envahi la jointure, peut obtenir la crépitation osseuse et porter le diagnostic de fracture de la rotule gauche, avec absence de douleur.

Un appareil provisoire, formé par une attelle en bois, placée sous l'articulation, permet et facilite le transfert du malade à Perpignan. Les cahots de la route éveillent la douleur qui est dès lors très forte.

A Perpignan, le malade est placé dans son lit, et son articulation est enfermé dans un appareil Lefort ; d'ailleurs, le membre tout entier est emprisonné dans une gouttière. La douleur est si vive qu'on doit enlever l'appareil ; on ne laisse que la gouttière.

21. — Le gonflement persiste encore. On le combat par la compression qu'on réalise au moyen d'une bande de caoutchouc longue de dix mètres, directement enroulée autour du genou. Le soir même le malade fit sauter la bande, ne pouvant la supporter.

Dès lors il ne veut plus rien que sa gouttière ; il observe le repos le plus absolu.

17. — On permet au malade de se lever. En ce moment le gonflement a disparu ainsi que la douleur ; mais le membre inférieur est frappé d'une faiblesse extrême due à l'atrophie des groupes musculaires antérieurs de la cuisse. Les fragments sont réunis par un cal fibreux d'un centimètre ; mais ce cal , quoique court et serré, ne paraît pas bien solide. Aussi l'article est-il, par mesure de précaution, entouré d'un manchon au silicate de potasse. Le malade marche difficilement même avec deux béquilles.

29 août. — L'appareil silicaté est enlevé, le cal s'est consolidé mais la jointure est raide. Par la marche cette raideur disparaît à la longue et le malade, aidé d'une canne, peut se promener et reprendre ses occupations (dans le mois de janvier).

14 juin 1899.—(Par conséquent un an après l'accident). Le malade glisse malencontreusement sur une peau d'orange et bute avec le genou contre le bord d'un trottoir. Il ressent une douleur vive ; mais peut se relever et rentrer chez lui sans l'aide de personne.

Il se couche et dès lors la douleur s'exaspère et devient continuelle.

Le médecin est appelé. On constate une rupture du cal ou plutôt un decollement du cal qui ne tient au fragment supérieur que par sa partie interne, de sorte qu'il forme avec le bord de ce dernier un angle à sinus externe assez large pour permettre l'introduction du pouce et de l'index.

Une goutière immobilise le membre.—Repos absolu pendant trente jours durant lesquels aucun moyen thérapeutique n'est employé. — Pas de douleur : mais les fragments sont toujours écartés et l'atrophie augmente.

14 juillet. — Le malade se lève ; il s'aide de béquilles pour marcher mais ne parvient pas à mobiliser son articulation qui semble ankylosée.

Cependant, à la longue, la raideur se laisse vaincre.

24 juillet. — On commence le masage (pour la première fois) que l'on continue pendant un mois et demi.

Sous l'influence de cette thérapeutique, la nutrition des muscles s'améliore, le jeu de l'article est augmenté, la marche est facile.

Mais, par suite de certaines circonstances, on se voit obligé d'interrompre cette médication qu'on ne reprendra qu'en octobre.

Le malade a depuis longtemps déjà quitté ses béquilles et ne se sert que d'une canne. L'amélioration va s'accentuant ; toutefois on est obligé de faire le massage tous les jours et voilà déjà deux ans que cela dure.

Quand nous l'avons revu en février dernier, il marchait facilement ; la montée des escaliers était facile mais la descente moins correcte ; un cal fibreux solide réunit les deux fragments, mais l'atrophie du triceps persiste encore, malgré les massages nombreux et régulièrement pratiqués.

CONCLUSIONS

———

A l'heure actuelle, la thérapeutique des fractures de la rotule paraît bien établie : massage ou suture.

Le praticien aura recours au massage seul, quand les circonstances l'y obligeront ; mais le traitement idéal consiste dans l'arthrotomie avec suture osseuse, suivie de massage et d'électrisation.

Telle est du moins la conclusion qui se dégage de notre modeste exposé.

———

BIBLIOGRAPHIE

Begouin-Andérodias. — Danger du traitement par le massage. (Gaz. hebd. méd. chirurg. novembre 1897, Revue intern. méd. chirurg. 1898, Gaz. méd. Paris, 1897.

Berger. — Presse médicale, 1897. Article Rotule Diction. encyclop.

Bryant. — (Sem. méd., 1896) Extension continue (Bul. méd. record, mars, 1890). Résultat du traitement des fractures sans opération.

Cameron. — Glasgow med., 1878. Traitement des fractures de la rotule.

Chauvel. — (Bull. Soc. chirurg., 1883). Rapport, 1898.

Championnière. — (Journal des praticiens). Société de chirurgie. Discussions. (Passim).

Gilis. — Thèse de Paris, 1893.

Diverneresse. — Thèse de Paris, 1884.

Fiot. — Thèse de Paris, 1878.

Forgue et Reclus. — Traité thérapeutique. (2ᵉ édit.).

Lhomme. — (Bull. méd., 1898). Revue critique.

Jalaguier. — Revue critique (Annales méd. chirurg. de Paris, 1883).

Poinsot. — Ponction et massage (Rev. chirurg. 1882).

Richet. — Rupture du cal. (Ann. méd., 1886).

Romieux. — Thèse Montpellier, 1899.

Teulon. — Thèse Montpellier, 1883.

Van der Meulen. — Suture métallique sans arthrotomie. Lancet, 1884.

Duplay Clado. — (Progrès médical) 1885. Altérations musculaires du membre inférieur après fracture de la rotule.

Richelot. — Etat fonctionnel du membre inférieur à la suite des fractures. (1885, Union médicale).

Deseuche. — Atrophie du biceps. Thèse de Paris, 1885.

Lejars. — Chir. d'urgence.

Traités de chirurgie divers.

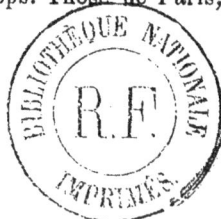

239